GUÉRISON

DES

FIÈVRES INTERMITTENTES

ET LARVÉES

AU MOYEN DE L'OS DE SEICHE & DE L'ÉCAILLE D'HUITRE

DE LA

GUÉRISON DES FIÈVRES

INTERMITTENTES ET LARVÉES

AU MOYEN DE L'OS DE SEICHE

ET DE

L'ÉCAILLE D'HUITRE,

PAR MM.

N. BRAULT,

Docteur en Médecine,

Ancien interne en Médecine et en Chirurgie
des Hôpitaux de Paris.

E. PÉNEAU,

Pharmacien de 1re classe,

Membre du Conseil d'hygiène et de salubrité
de l'arrondissement de Bourges.

Prix : 1 franc.

BOURGES

IMPRIMERIE ET LITHOGRAPHIE A. JOLLET,

Imprimeur de la Préfecture, de la Mairie, etc.

1864

DES REMÈDES EMPLOYÉS JUSQU'ICI

Contre les Fièvres intermittentes et larvées.

La fièvre intermittente est sans contredit le fléau le plus funeste contre lequel l'humanité soit obligée de lutter. La peste, la fièvre jaune, le typhus, les dyssenteries foudroyantes ne sévissent guère que dans certains pays, le choléra asiatique ne se montre qu'à des intervalles plus ou moins éloignés : la fièvre intermittente sévit dans presque toutes les parties du globe ; chaque année, avec une périodicité fatale, une fois, deux fois suivant les pays, elle semble redoubler de fureur, sans toutefois se reposer jamais. Les contrées marécageuses forment son séjour de prédilection, surtout dans les climats chauds ; elle y acquiert une gravité qui ne le cède point à celle des maladies que nous venons de nommer.

Dans l'Amérique, l'Asie et l'Afrique, les régions qui avoisinent le bord de la mer en sont infestées. L'Europe, pour y être moins exposée à cause de son climat tempéré, est loin d'en être exempte. En Italie, en Espagne, en France, en Hollande, etc., s'étendent, comme de larges ulcères, de vastes contrées, souvent très-fertiles, qui sont ravagées par le fléau.

Le riche fuit loin de ces pays funestes ; ou bien, si de puissants intérêts l'obligent à s'y établir, il peut se soustraire au mal par le choix de son séjour, par des voyages, par de bonnes conditions hygiéniques. Mais le pauvre ! celui-là est cloué par la nécessité au sol qui l'a vu naître. Lorsqu'il n'est pas tué par la maladie, il demeure abattu, épuisé par elle. Son visage amaigri, triste, souffreteux, son teint hâve, ses yeux ternes et enfoncés dans leur orbite, sa démarche languissante, son apathie physique et intellectuelle, tout indique en lui l'influence incessante d'un mal contre lequel il est impuissant à lutter. Sans énergie, sans vigueur, il travaille tout juste ce qu'il faut pour gagner sa vie; il n'a ni la volonté, ni la force d'exploiter les nombreuses richesses que l'agriculture et l'industrie nous ont appris à tirer du sol.

Depuis longtemps, il est vrai, les gouvernements se sont émus de tant de maux, et de nombreux travaux d'assainissement, de dessèchement, de drainage, de canalisation, ont été exécutés ou sont en voie d'exécution ; mais il reste tant à faire, que tout ne sera pas fait de sitôt, et pendant ce temps le fléau continue ses ravages et décime les populations.

Aussi n'est-il point de maladies contre lesquelles l'empirisme, et après lui la science aient employé un plus grand nombre de remèdes. La liste seule de ces substances formerait presque un volume. Cette richesse thérapeutique semble, au premier abord, devoir rassurer contre les craintes qu'inspire le mal ; mais, dans l'art de guérir, c'est mauvais signe lorsque beaucoup de remèdes ont été proposés ; c'est qu'à défaut de bons l'on s'est accroché à tous ceux qu'on a pu. Nous avons toutefois ce bonheur d'en avoir deux qui sont excellents, le quinquina et l'arsenic ; aussi sont-ils presque exclusivement, nous pourrions dire exclusivement employés.

Ce serait à merveille si ces deux précieux médicaments pouvaient être d'un emploi vulgaire. Par malheur, le sulfate de quinine coûte trop cher. L'emploi de l'arsenic exige une foule de précautions minutieuses, qui rendent nécessaire la surveillance d'un homme de l'art. Or, le médecin est aussi bien cher, quand il faut l'aller chercher, à dix, vingt kilomètres, souvent plus loin encore ; et il ne faut pas oublier que les populations sur lesquelles la fièvre sévit avec le plus de fureur, sont en général d'une pauvreté navrante. C'est des pauvres qu'il importe surtout de se préoccuper ; les riches trouveront bien le moyen de se tirer d'affaire.

Cherté du sulfate de quinine. — Le quinquina s'employait autrefois sous forme de poudre et de teintures. Depuis la découverte de la quinine et de son sulfate, celui-ci est à peu près exclusivement employé. Nous ne parlerons ni des teintures, ni des sels de quinine autres que le sulfate : leur emploi coûte plus cher encore que celui de ce dernier. Or, comme nous nous plaçons ici au point de vue économique, ce que nous disons de la cherté du sulfate de quinine s'applique à plus forte raison aux teintures et à ces différents sels.

D'après MM. Trousseau et Pidoux, pour guérir une fièvre intermittente, il faut en moyenne neuf doses de quinquina ou de sulfate de quinine. Mettons ces doses, pour le quinquina, à 10 grammes chaque ; pour le sulfate de quinine à 65 centigrammes (1).

Le quinquina jaune, en poudre, coûte au moins 5 centimes le gramme dans une pharmacie ; la même quantité de sulfate de quinine, coûte de 1 franc à 2 fr. 50 c., soit en moyenne 1 fr. 75 c.

Les neuf doses de quinquina reviennent par conséquent à 4 fr. 50 c. C'est déjà une forte somme pour un malheureux que la fièvre rend incapable de travailler. Mais, s'il a recours au sulfate de quinine (c'est presque toujours ce qui a lieu), il aura dépensé 10 francs ! 10 francs ! Songe-t-on à ce qu'est cette somme pour l'ouvrier de la campagne dont le salaire quotidien couvre tout juste les dépenses de la journée ? De plus, nous n'avons pas compté les visites du médecin ; et cependant il est rare que le sulfate de quinine, administré sans lui, amène la guérison, parce qu'il est mal employé.

Qu'en résulte-t-il ? Beaucoup de malades se résignent à vivre avec la fièvre : il est des gens qui la conservent plusieurs années consécutives. Mais souvent aussi, le malade veut guérir. Il n'appelle pas le médecin, car c'est double dépense ; il s'impose un sacrifice, il achète du sulfate de quinine ; il en prend un jour, deux jours, et encore quelques grains seulement. La maladie est atténuée ; parfois même un accès manque : le malade se croit guéri. Amère déception ! presque toujours cette guérison n'est que de courte durée ; la fièvre reparaît, et c'est toujours à recommencer.

Un cultivateur de la plaine de la Métidja (Algérie), nous contait dernièrement que tous les propriétaires avaient leur flacon de sulfate de quinine. « Il nous est aussi nécessaire que notre soupe, » nous disait-il. Grâce à cette provision, s'ils ne parviennent pas à se débarrasser entièrement de la fièvre, du moins ils la maintiennent

---

(1) MM. Trousseau et Pidoux *(Traité de thérapeutique)* donnent le sulfate de quinine à la dose de 1 gramme. Les fièvres d'intensité moyenne, du moins dans nos contrées, n'exigent pas des doses aussi fortes ; nous avons presque toujours obtenu la guérison en employant des doses de 60 à 75 centigrammes.

dans des limites tolérables. Mais l'ouvrier, lui, ne peut pas avoir son flacon de sulfate de quinine. Il est pour la fièvre une proie désignée à l'avance. C'est là l'obstacle le plus funeste aux progrès de la colonisation.

Pouvons-nous espérer qu'un jour les quinquinas diminueront de prix? le contraire est certain. Déjà la disette s'est fait sentir, il y a quelques années, et les Hollandais ont multiplié leurs plantations à Java. Mais si la production du quinquina s'accroît un peu, sa consommation augmente beaucoup. On détruit l'arbre en récoltant l'écorce, et les nouvelles plantations ne réussissent pas toujours. De nouvelles disettes se montreront sans doute ; une guerre d'ailleurs peut subitement élever le prix de l'écorce du Pérou, et le sulfate de quinine deviendra bien plus inabordable encore pour les pauvres fiévreux.

Dangers de l'emploi vulgaire de l'arsenic. — L'arsenic est d'un prix peu élevé ; mais ce n'est pas tout d'avoir un remède à bon marché, il faut encore que son emploi soit très-simple et d'une innocuité complète ; car, s'il faut appeler le médecin pour surveiller l'emploi du remède, toute économie est perdue. Malheureusement l'arsenic est si difficile à administrer que la surveillance du médecin, pour être suffisante, devrait être presque continuelle ; nous n'avons pas encore là le remède qu'il nous faut.

Ce n'est point sans peine que l'arsenic a conquis le droit d'entrer dans la thérapeutique des fièvres à périodes. Si les arsenicaux ont été préconisés par Slevogt, par Melchior Fricks, par les deux Plencitz, par Th. Fowler, par Pearson, ils ont aussi rencontré de puissants détracteurs. Dans le siècle dernier, Stœrk, Monro, Dehaen, mirent en doute leur efficacité contre les fièvres intermittentes. Au commencement de notre siècle, la médecine physiologique, par l'organe de Broussais, s'éleva contre l'emploi de l'arsenic, et ce médicament fut presque abandonné en France.

Cette divergence dans les opinions de praticiens également recommandables a une cause : c'est que la médication arsenicale est hérissée de difficultés ; et que, pour la bien diriger, il faut à la fois une grande habitude et une grande circonspection. Avec l'arsenic, il faut procéder par doses infinitésimales que l'on multiplie selon la tolérance de l'estomac. Le médecin doit surveiller avec une intelligente attention les oscillations de cette tolérance. Selon que l'estomac se montre ou non tolérant, il faut augmenter les doses, les rapprocher, ou au contraire les diminuer, les éloigner à propos. Cela demande une surveillance de chaque instant. Si toutes ces précautions ne sont pas minutieusement prises, il en résulte des nausées, des vomissements, des crampes à la région épigastrique, de la diarrhée. L'estomac irrité se refuse à accepter le remède, et la médication arsenicale devient dès lors impossible.

Voilà la cause de toutes les déceptions auxquelles a donné lieu l'emploi des substances arsenicales. C'est ce qu'a senti l'un de nos médecins militaires les plus distingués, M. Boudin ; et, si l'arsenic a repris quelque peu faveur en France, il le doit sans contredit à ses travaux.

Dans le livre (1) qui renferme les résultats auxquels l'ont conduit de longues et consciencieuses recherches, M. Boudin insiste sur les difficultés du traitement des fièvres par l'arsenic, et il formule pour l'administration de ce médicament des règles précises, presque mathématiques. Grâce à cette précision, quelques médecins en France ont osé revenir à son emploi, encore sont-ils peu nombreux.

Dans un hôpital, où les gens de service sont expérimentés, l'observation de ces règles offre peu de difficulté. Dans la pratique urbaine leur exécution est déjà bien difficile. Elle est tout à fait impossible dans les campagnes, où le médecin a tant de peine, le plus souvent, à faire comprendre les prescriptions même les plus simples. D'ailleurs, nous l'avons dit, le médecin coûte trop cher pour qu'on l'appelle. Certes, lorsqu'on peut le faire venir, cela vaut bien mieux, et le malade ne peut qu'y gagner. Mais il faut envisager les choses comme elles sont : le médecin coûte cher, et on ne l'appelle pas. Or, comme il importe avant tout de guérir ces pauvres gens, il faut tâcher de les guérir sans le médecin.

Nous n'insisterons pas sur l'inconvénient de mettre entre les mains de gens ignorants une substance qui joue un rôle si vulgaire dans les faits d'empoisonnements volontaires ou non; mais on comprendra que cette considération ne manque point d'importance.

(1) Boudin. *Traité des fièvres intermittentes et contagieuses des contrées paludéennes, suivi de recherches sur l'emploi thérapeutique des préparations arsenicales.*

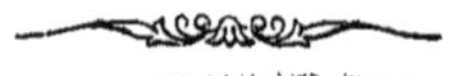

DE L'EMPLOI DE L'OS DE SEICHE

Contre les Fièvres intermittentes et larvées.

Ce qu'il faut aux pauvres fiévreux , c'est un remède qui ne leur coûte presque rien, qui guérisse sûrement leur maladie, qui soit si simple à préparer, si peu dangereux à administrer, qu'ils puissent se passer et du pharmacien et du médecin.

Nous sommes assurés que nos confrères ne nous garderont pas rancune pour avoir ainsi supprimé leur intervention. Les intérêts de l'humanité leur sont trop chers, et il n'est pas un d'entre eux qui n'ait plaint bien des fois le sort des malheureuses populations qui s'étiolent sous les étreintes de la fièvre.

Sans avoir la prétention d'offrir un médicament aussi héroïque que le sulfate de quinine, nous venons proposer aux médecins en particulier et à tout le monde en général, l'emploi d'un nouveau fébrifuge d'un prix presque nul , qui se trouve à la portée de tous, *même des plus pauvres,* qui n'exige aucune manipulation, et dont l'innocuité est complète, même aux plus hautes doses. Chose singulière! cette substance se trouve partout employée à d'infimes usages, sans que jamais personne ait songé à lui prêter attention ! Pour le dire de suite, ce nouveau fébrifuge est l'os DE SEICHE. C'est cette sorte d'os blanc, spongieux , léger, friable, que l'on a coutume de suspendre dans la cage des petits oiseaux, et que l'on appelle vulgairement biscuit de mer (1).

De bonne grâce nous allons au devant de l'incrédulité de nos lecteurs, et nous la comprenons. Toutefois, qu'ils veuillent bien considérer que nous ne sommes pas sans quelques titres à leur confiance, que nous ne poursuivons aucun intérêt pécuniaire, que nous ne demandons à personne de nous croire sur parole, et que nous invitons tout le monde à contrôler nos assertions. Celui qui le premier découvrit dans l'écorce du Pérou les admirables propriétés du quin-

(1) La seiche est un mollusque céphalopode. C'est le même animal qui fournit la matière colorante brune connue sous le nom de sépia. Cette matière est contenue dans une poche située près du cœur de l'animal.

quina, a du rencontrer bien des incrédules; et, parmi les détracteurs de ce précieux médicament, on compte Ramazzini et Baglivi, deux médecins illustres!

Nous avons employé l'os de seiche non seulement dans les fièvres intermittentes proprement dites, mais encore dans les fièvres larvées, dans tous les cas en un mot où le sulfate de quinine est employé comme anti-périodique. Nos expériences, déjà nombreuses, nous ont conduits à cette conclusion que l'os de seiche *agit exactement comme le sulfate de quinine, aussi sûrement, aussi promptement.* A l'appui de notre affirmation, nous avons rapporté succinctement quelques-uns des faits que nous avons observés; ils ont été recueillis avec la plus grande exactitude.

Nous nous hâtons de prévenir nos lecteurs que nos expériences ont été faites seulement sur les fièvres qui nous entouraient, sur celles de Bourges et des environs. L'os de seiche agirait-il contre les fièvres graves, parfois si rapidement pernicieuses des pays chauds? L'identité que nous avons observée entre l'action de cette substance et celle du sulfate de quinine nous le fait espérer. Il ne s'agit probablement que d'une affaire de doses. Nous espérons que ceux de nos confrères qui exercent dans les pays où se montrent les fièvres intermittentes graves, voudront bien faire des expériences.

Action anti-périodique de l'os de seiche. — Après la première dose du remède, la fièvre, pour l'ordinaire, est très-amoindrie, parfois même brusquement supprimée ; après la seconde dose, la cessation de la fièvre est fréquente ; elle est presque constante après la troisième. Certes, le sulfate de quinine n'agit pas plus promptement.

Dans le cas de névralgies, de palpitations, de toux périodiques, comme nous en donnons des observations, l'amélioration et la guérison se montrent avec la même promptitude. Toutefois, nous devons avouer que dans deux cas de névralgies périodiques quotidiennes, pendant l'accès qui a suivi la première dose la douleur a été exagérée, et cependant le médicament avait été administré dix heures avant l'accès. Etait-ce l'effet du remède? Y avait-il coïncidence d'une recrudescence qu'il avait été impuissant à empêcher? nous ne pouvons nous prononcer. La guérison d'ailleurs eut lieu dans les deux cas.

Outre la diminution croissante dans l'intensité des accès, nous

avons plusieurs fois constaté que le moment de. l'invasion était
changé. Tantôt l'heure est avancée ; tantôt au contraire elle est retardée; ou bien elle reste la même. Le plus souvent elle est retardéé.

Pour varier nos expériences et mieux comparer l'action du nouveau fébrifuge avec celle du sulfate de quinine, chez plusieurs malades nous avons achevé avec ce dernier la guérison commencée avec
l'os de seiche, ou inversement nous avons achevé avec l'os de seiche
la guérison commencée avec le sulfate de quinine. Nous n'avons
constaté aucune différence d'effets. Chacune de ces substances con-
tinuait fidèlement l'action de l'autre. Cette substitution sera souvent
précieuse. En effet si l'un des deux médicaments a épuisé son action,
on le remplacera par l'autre. Le sulfate de quinine provoque parfois
des accidents dyspeptiques qui ne permettent plus son emploi ulté-
rieur : on aura la ressource de l'os de seiche. Dans les fièvres pernicieuses, si le malade est atteint de délire ou plongé dans le coma,
il serait difficile de lui faire avaler une grande quantité de poudre;
le sulfate de quinine *intus et extra* est alors d'un emploi tout indiqué.
Mais, une fois le malade ramené aux conditions communes, lorsque,
pour parfaire sa guérison, il continue à prendre pendant un certain
temps des doses réitérées de sulfate. de quinine , on pourra alors
y substituer l'os de seiche. On y trouvera une énorme économie, ce
qui n'est point à dédaigner; et l'on évitera ces dyspepsies si rebelles
qui succèdent souvent à l'emploi prolongé du sulfate de quinine à
hautes doses.

Innocuité de l'os de seiche. — Qu'il nous soit permis d'in-
sister sur l'innocuité du remède que nous cherchons à vulgariser.
Nous n'avons jamais observé le moindre accident à la suite de son
emploi; et cependant, dans plusieurs cas, nous l'avons administré à
la dose de 30 grammes en deux fois dans une seule journée. Tout
au plus pourrait-il donner lieu à quelques nausées, ou même à quelques vomissements, à cause de la trop grande quantité de poudre
ingérée. Mais ce n'est point un accident inhérent à la nature de la
substance. Cet effet d'ailleurs doit se produire rarement, puisque
jamais nous n'en avons été témoins. Ainsi donc innocuité absolue
du médicament.

Non-seulement l'emploi de l'os de seiche n'offre aucun danger,
mais encore il n'engendre aucun de ces accidents passagers auxquels
donnent souvent lieu l'arsenic et le sulfate de quinine.

Quelques soins que l'on apporte dans l'administration de l'arsenic, on observe presque toujours de l'âcreté de la bouche, de la constriction à la gorge, souvent des nausées, et même des vomissement·. Avec le sulfate de quinine se montrent souvent de la céphalalgie, des bourdonnements d'oreilles, une surdité ordinairement passagère, dans quelques cas persistante pour un temps plus ou moins long, fréquemment aussi des douleurs d'estomac. Jamais avec l'os de seiche nous n'avons observé rien de semblable. Aussitôt que le malade a pris la poudre, sauf parfois une sensation de pesanteur stomacale pendant quelques instants, il n'éprouve absolument rien de particulier, ni gêne ni embarras d'aucune sorte.

Le quinquina en poudre et le sulfate de quinine présentent une amertume insupportable qu'il est bien difficile de dissimuler. L'administration du sel de quinine en pilules n'en met qu'incomplètement à l'abri. Cette amertume n'est pas sans inconvénient ; elle provoque quelquefois le rejet de ces substances, et rend souvent leur administration impossible chez les enfants. L'os de seiche n'a ni goût ni odeur ; réduit en poudre, il s'avale avec la facilité la plus grande. Il ne laisse aucun goût derrière lui, et nous n'avons pas encore vu de malade qui n'ait pu le supporter.

Moment auquel il convient d'administrer l'os de seiche. — Cette question a été vivement agitée pour le quinquina et le sulfate de quinine, et résolue d'une façon différente par trois hommes considérables : Forti, Sydenham et Bretonneau. La méthode de ce dernier a prévalu. Elle consiste à administrer le remède en une seule fois, le plus loin possible de l'accès à venir. Selon MM. Trousseau et Pidoux, lorsque le médicament est pris au commencement d'un accès, il l'exaspère. Ces auteurs estiment qu'il faut environ douze heures au médicament pour que son action soit manifeste.

Nous avons administré l'os de seiche tantôt au commencement de l'accès, tantôt pendant sa durée, ou même à tous les moments de l'apyrexie. A plusieurs reprises il nous a semblé saisir des motifs de préférence pour un moment plutôt que pour un autre, et nous devons avouer que notre manière d'agir a plusieurs fois changé. Mais, tout bien examiné, nous sommes arrivés à cette conclusion que le choix du moment n'importe guère pour l'administration du nouveau fébrifuge. Toutefois les remarques suivantes nous ont conduit à la règle pratique que nous avons adoptée.

L'os de seiché pris au commencement de l'accès ne l'a jamais exaspéré, et presque toujours au contraire il en a abrégé la durée. Il en a été de même lorsque la poudre a été prise pendant l'accès. En général au bout de deux à trois heures il est survenu une sédation remarquable : la chaleur et les sueurs cessaient peu à peu, s'il s'agissait d'une fièvre intermittente proprement dite ; les douleurs se calmaient, s'il s'agissait d'une névralgie périodique ; et souvent, en procédant ainsi, la moitié de l'accès a été supprimée. Quelquefois cependant l'accès n'a point été modifié.

Bretonneau, MM. Trousseau et Pidoux ont aussi remarqué que le sulfate de quinine, administré avant ou pendant l'accès, était souvent rejeté. Nous ne l'avons pas observé avec l'os de seiche. Néanmoins, pour prévenir tout accident, nous évitons autant que possible de donner le médicament avant ou pendant l'accès. Mais, si nous sommes appelés auprès du malade seulement à l'un de ces moments, nous lui faisons prendre le remède incontinent ; en général il y a bénéfice, même pour l'accès actuel.

Pour conclure, comme les effets du nouveau fébrifuge sont manifestes trois ou quatre heures après son administration, autant que possible nous le faisons prendre de quatre à huit heures avant le début de l'accès à venir ; mais si, la première fois que nous voyons le malade, nous n'arrivons que peu de temps avant la fin de l'apyréxie, ou même pendant l'accès, nous donnons le remède immédiatement.

Doses. — Le seul inconvénient que présente notre remède, c'est qu'il doit être pris en quantité assez considérable. Pour guérir les fièvres d'intensité moyenne, comme sont celles du centre de la France, on donne chez l'adulte la poudre de quinquina jaune par doses de 10 à 15 grammes ; le sulfate de quinine par prises de 60 centigrammes à 1 gramme. D'après nos observations, pour obtenir le même effet qu'avec 65 ou 75 centigrammes de sulfate de quinine, il faut de 15 à 20 grammes d'os de seiche. C'est beaucoup de poudre à prendre, il faut en convenir ; mais cet inconvénient est compensé en partie par l'absence de goût et d'odeur. Assurément la poudre de quinquina est beaucoup plus désagréable à prendre : 12 grammes de quinquina sont presqu'égaux en volume à 20 grammes de poudre d'os de seiche, et laissent après eux une amertume qui persiste longtemps. D'ailleurs, si cet inconvénient paraît suffisant à la classe riche pour qu'elle préfère le sulfate de quinine, nous osons affirmer que pour les pauvres il disparaîtra devant l'énorme économie réalisée.

Au commencement de nos expériences nous donnions 12 grammes seulement par dose ; nous avons eu des guérisons, mais trop lentes à notre gré. Nous portâmes nos doses à 15 grammes ; les guérisons furent plus rapides. Mais, pour rendre le succès plus prompt et plus assuré, nous avons adopté la dose de 20 grammes pour les adultes. On conçoit d'ailleurs que cette quantité doit varier avec l'âge des sujets. Chez deux enfants de 3 ans nous avons obtenu la guérison au moyen de deux doses de 8 grammes.

On peut établir ainsi les doses selon l'âge des malades : au-dessus de 15 ans, 20 grammes ; — de 10 à 15 ans, 15 grammes ; — au-dessous de 10 ans, 10 grammes.

Tout le monde n'a point de balances, et les gens de la campagne, dont nous nous occupons principalement, seraient souvent fort embarrassés pour s'en procurer. Qu'ils se souviennent qu'une forte cuillerée à café pèse 5 grammes environ, et une bonne cuillerée à bouche 20 grammes. La dose est donc pour un adulte d'une cuillerée à soupe un peu *affaîtée*, ou bien de quatre fortes cuillerées à café. Chez les enfants il en faut moitié moins. D'ailleurs, comme il s'agit d'une substance qu'il n'importe guère d'économiser, et dont l'innocuité laisse toute latitude, mieux vaut en prendre trop que pas assez.

Nombre des doses, leur distribution. — Lorsque nous avons commencé à employer l'os de seiche contre les fièvres intermittentes et larvées, quelques guérisons avec une ou deux doses avaient poussé trop loin nos espérances. Nous eûmes des récidives ; et l'expérience nous a démontré que l'os de seiche devait être continué pendant un certain temps après la cessation de la fièvre, comme le quinquina et ses dérivés.

MM. Trousseau et Pidoux fixent à neuf le nombre des doses de sulfate de quinine qui sont nécessaires pour assurer la guérison ; et même ils conseillent d'aller au-delà si la fièvre est un peu ancienne. Ces praticiens laissent un jour d'intervalle entre la première et la seconde dose ; puis, à chaque dose nouvelle, ils augmentent cet intervalle d'un jour jusqu'à la cinquième. Enfin ils terminent par quatre doses prises à huit jours d'intervalle.

Notre méthode s'éloigne un peu de la leur. Quelque soit le type de la fièvre, nous donnons une dose chaque jour, *jusqu'à ce qu'un accès ait manqué complètement*. A partir de ce moment nous sautons un jour, puis deux, puis trois, etc., jusqu'à ce que le malade ait pris autant de doses après qu'avant la suppression de l'accès. Ordinairement l'accès manque après la troisième dose; s'il en est ainsi, le malade aura consommé six doses en tout. C'est la quantité que nous avons le plus souvent employée. Par mesure de précaution, on peut d'ailleurs prolonger l'emploi du médicament.

Nous formulerons ainsi la règle à suivre :

1° Donner une dose chaque jour jusqu'à la suppression complète d'un accès ;

2° A partir de ce moment faire prendre, à intervalles croissant d'un jour, autant de doses au moins qu'il en a déjà été administré.

Chez quelques malades, lorsqu'après la seconde ou la troisième dose la fièvre n'avait pas diminué assez à notre gré, nous avons fait prendre en un seul jour, à quelques heures d'intervalle, deux doses de 15 grammes. Il en est résulté une sorte de jugulation de la maladie. L'accès suivant était à coup sûr supprimé; et nous achevions la guérison comme d'ordinaire. Nous recommandons ce moyen chaque fois que la fièvre n'aura pas cédé à la troisième dose.

Mode d'administration. — La poudre d'os de seiche peut être prise dans un verre d'eau ou de vin, dans une tasse de tisane, de café, ou encore dans la soupe. Le plus souvent nous la faisons prendre tout simplement dans un verre d'eau froide. On verse d'abord la poudre, puis l'eau, de façon à former une pâte ; on remplit ensuite le verre, on agite vivement, et le malade avale d'un trait. Après quoi il se rince la bouche, pour éviter que la poudre ne lui croque sous la dent.

Les adultes prennent ainsi le remède avec la plus grande facilité. Cela est moins facile chez les enfants. Le mieux est de le leur donner dans de la bouillie ou de la panade un peu claire. L'enfant ne s'en aperçoit même pas.

Quelques personnes ont peine à boire d'un trait le contenu d'un verre ; il en est même chez lesquelles une aussi grande quantité de liquide, ingérée brusquement, pourrait provoquer des envies de vomir. Rien n'empêche de s'y reprendre à plusieurs fois. A moins que le malade ne préfère en finir d'un seul coup, nous faisons prendre la dose en deux fois à un quart d'heure d'intervalle, ou encore dans l'espace d'une heure en autant de fois qu'on le jugera convenable.

Les malades, avec juste raison, ne manquent pas de demander

à quelle distance des repas ils devront prendre le remède. Nous l'avons administré immédiatement avant ou après, et même pendant le repas, sans que la digestion ait été troublée en rien. Du reste par précaution, nous avons coutume de recommander un intervalle d'une heure entre le repas et la prise du remède ; nous pensons que son absorption est ainsi plus prompte et plus complète.

Préparation, conservation. — Si le mode d'administration du nouveau fébrifuge est simple, sa préparation ne l'est pas moins. Comme nous avons les instruments nécessaires, nous pulvérisons l'os dans un mortier, et nous passons au tamis. On obtient ainsi une poudre très-fine, et d'autant plus facile à avaler. Mais le tamisage est de luxe. Prenez l'os de seiche, réduisez-le en poudre, soit en le râpant avec une lime, soit en le grattant avec un couteau, soit en l'écrasant au moyen d'un rouleau ou d'une bouteille, et la préparation est faite.

L'os de seiche présente sur l'une de ses faces une couche pierreuse d'une dureté extrême. Il est très-difficile de la pulvériser, même au pilon ; nous la laissons de côté. Les bords offrent aussi quelques parties membraneuses que l'on rejette également. L'élimination de ces différentes parties fait perdre à l'os environ un quart de son poids.

L'os entier se conserve indéfiniment, au moins sans altération apparente. Mais, dans nos recherches sur sa composition chimique, de la poudre grossière soumise à la lixiviation par l'eau, et abandonnée ensuite à l'air, a présenté au bout de quelques jours une odeur très-prononcée de marée en voie de putréfaction. Comme, à n'en pas douter, c'est à leur matière organique que ces os doivent leur propriété fébrifuge, il est prudent, pour éviter la putréfaction de cette matière, de les tenir dans un lieu sec, et de ne fabriquer la poudre qu'au fur et à mesure du besoin.

Nous n'avons pas besoin d'ajouter qu'on doit se garder de calciner les os ; ce serait le plus sûr moyen de détruire leur matière organique.

Pour que nos résultats ne fussent pas douteux, nous avons toujours administré l'os de seiche seul, sans autre remède. Quelquefois seulement, pour masquer une très-légère odeur de marée, nous avons ajouté quelques centigrammes de poudre de cannelle, 10 centigrammes par dose.

Économie de l'emploi de l'os de seiche. — Guérir une fièvre intermittente ou larvée moyennant une dépense de 10 à 40 centimes, voilà le triomphe de l'os de seiche !

Comme nous l'avons établi, il faut dépenser 4 fr. 50 c. pour se guérir avec le quinquina ; il en faut 10 avec le sulfate de quinine, et certes nous n'exagérons rien. Comptons avec l'os de seiche :

Il en faut sept doses en moyenne à 20 grammes chaque, en tout 140 grammes. Au détail on a pour 10 centimes un os pesant 48 grammes. La préparation lui enlève le quart de son poids ; reste 36 grammes. Il faudra donc moins de quatre os pour nous fournir 140 grammes de poudre. Or, à 10 centimes pièce cela fait 40 centimes. En gros, les os nous ont coûté 3 fr. le cent, y compris les frais de transport ; cela met chaque os à 3 centimes, et les quatre réunis à 12 centimes. On aura donc guéri une fièvre intermittente pour 12 centimes ! n'est-ce pas merveilleux, et n'avions-nous pas raison de dire que notre fébrifuge défiait la modicité de toutes les bourses¡

Si, dans les contrées marécageuses, on emploie le sulfate de quinine pour prévenir la fièvre, rien n'empêche d'employer aussi l'os de seiche à titre de préservatif ; ou, tout au moins, il sera facile d'en faire à l'avance une provision pour attaquer le mal dès son début.

Prix insignifiant, innocuité absolue, voilà bien les deux conditions que doit remplir un remède destiné à guérir des malheureux qui gagnent à peine de quoi vivre, et qui ne peuvent payer ni médicaments ni médecin.

Composition chimique. — Nous avons fait quelques recherches sur la composition chimique de l'os de seiche. Nous nous proposons d'ailleurs de pousser cette analyse plus loin,

Sur 100 parties desséchées à 100°, nous avons trouvé :

Carbonate de chaux....................................	83 50
Phosphate de chaux.................	0 10
Chlorure de sodium....................................	0 15
Mat. organique..... { Substance volatile verte. / Soufre (traces)......... / Iode *id.* .... }	16 25
	100 00

Les os bouillis avec de la potasse caustique ont présenté la réaction des sulfates, ce qui est dû à l'oxidation du soufre contenu dans la matière organique.

200 grammes d'os pulvérisés et traités par l'éther à 62° lui ont abandonné 1 centigramme environ d'une substance verte volatile d'une odeur désagréable.

Lorsque l'on traite par de l'acide chlorhydrique étendu de 9 à 10 fois son poids d'eau, il se forme à la surface du liquide une mousse abondante, semblable à celle que l'on obtient par le battage du blanc d'œuf avec l'eau, et qui s'affaisse lorsque le dégagement d'acide carbonique cesse. Il se dépose en même temps au fond du vase une matière organique qui présente les caractères suivants :

Elle est inodore, insipide; chauffée sur une lame de platine, elle se raccornit d'abord, puis se charbonne sans fondre ni se déformer, et répand une odeur de corne brûlée, en laissant un résidu dont l'incinération est très difficile.

Soumise à une longue ébullition dans l'eau, elle entre en dissolution. Cette solution aqueuse présente les réactions suivantes :

Evaporée en consistance convenable, elle ne forme pas gelée, comme l'osséine transformée en gélatine.

L'alun, le tannin, le sulfate de fer n'y déterminent aucun précipité.

Le bichlorure de mercure, l'acétate de plomb, l'ammoniaque et la potasse caustique y forment un précipité blanc.

La matière organique, isolée au moyen de l'acide chlorhydrique dilué, se dissout complètement dans l'acide chlorhydrique bouillant.

L'acide sulfurique concentré la dissout, en se colorant en brun. L'acide nitrique la dissout aussi, en se colorant en jaune, et sans former d'acide oxalique.

On ne peut évidemment rapporter les propriétés de l'os de seiche au carbonate de chaux qu'il contient en énorme proportion, non plus qu'au phosphate de chaux et au chlorure de sodium; c'est donc à la matière organique qu'il convient de l'attribuer.

OBSERVATIONS.

Obs. I. *Fièvre intermittente quotidienne guérie au cinquième jour après une seule dose de poudre d'os de seiche.*

R.... 24 ans, cabaretier ; constitution robuste.

Le 25 février 1864, à cinq heures du soir, cet homme fut pris de malaise général avec bouffées de chaleur au visage, en même temps que des frissons lui parcouraient tout le corps. Il éprouvait vers la gorge et vers la poitrine une sensation pénible de constriction. La bouche était pâteuse et se remplissait de salive ; il existait un peu de toux sèche ; les membres étaient sans force, la tête appesantie. Le malade se coucha, et parvint à se réchauffer seulement au bout de deux heures. Puis aux frissons succéda une chaleur brûlante qui se prolongea jusque très avant dans la nuit, et fut suivie d'un peu de sueur.

Dans la matinée du lendemain 26, il n'existait qu'un peu de faiblesse, avec inappétence. Mais, à la même heure que la veille, les mêmes phénomènes se reproduisirent avec un peu plus d'intensité ; les sueurs furent abondantes.

27, 28 février. A cinq heures apparaissent toujours les mêmes accidents, et chaque fois plus intenses.

Le 29, à trois heures, deux heures seulement avant l'accès, le malade prend 15 grammes de poudre d'os de seiche dans un verre d'eau ; à 5 heures et demie il éprouve, mais d'une façon presqu'insensible, un peu de constriction à la gorge ; point de frissons ni de sueur.

Le lendemain et les jours suivants rien n'apparut.

Obs. II. *Fièvre intermittente quotidienne guérie au sixième jour après une seule dose.*

Mlle V... R... Tempérament nerveux.

Depuis le 1er mars 1864, cette demoiselle, auparavant bien portante, est prise chaque jour, à partir de neuf heures du soir, de frissons qui alternent avec des bouffées de chaleur au visage. En même temps se montre un malaise très pénible vers la région épigastrique, avec envies de vomir. Ces accidents vont en augmentant jusque vers minuit, puis décroissent pour disparaître vers cinq ou six heures du matin. La peau se couvre d'un peu de sueur. Point de sommeil. Dans la journée fatigue extrême, inaptitude à quoi que ce soit, pandiculations, inappétence.

Pendant cinq jours de suite, ces mêmes phénomènes se reproduisent. Le cinq mars ils sont plus intenses que les jours précédents.

6 mars. A cinq heures du soir la malade avale 15 grammes de poudre d'os de

seiche dans un verre d'eau, et dîne sans appétit à six heures. Le soir elle attend en vain les accidents des jours précédents; ils n'apparaissent point.

La guérison fut définitive.

Obs. III. *Fièvre intermittente quotidienne chez un enfant de 3 ans. Deux doses de 8 grammes. Cessation de la fièvre dès la première dose.*

17 avril 1864. Charles M..., trois ans; enfant bien portant d'ordinaire.

Depuis trois jours cet enfant est pris de fièvre dans la journée : le 14 avril, à cinq heures du soir, le 15 à quatre heures, le 16 à trois heures. Quelque temps avant l'accès le petit malade devient triste, abattu, grognon. Puis la peau devient brûlante, le pouls fort, fréquent, la face injectée ; et plus tard la peau se couvre de sueurs. Cette chaleur et ces sueurs durent toute la nuit.

Le matin l'enfant est assez bien, au point que la mère le croit guéri; mais vers midi l'abattement vient de nouveau annoncer le retour de la fièvre. Langue rouge à la pointe et sur les bords, blanche et piquetée de rouge en dessus.

L'enfant prend huit grammes de poudre d'os de seiche le 17 et le 18. Dès la première dose l'accès manque, et la fièvre n'apparaît plus.

Obs. IV. *Fièvre intermittente quotidienne avec toux périodique opiniâtre. Nombre insuffisant de doses; deux récidives; guérison.*

Mme F..., à Asnières. La malade se plaint d'une toux très fatigante qui revient chaque jour vers six heures du soir, et se prolonge jusqu'au milieu de la nuit. Cette toux ne s'accompagne d'aucune expectoration et donne lieu à un violent mal de tête avec exacerbations lancinantes, et à de vives douleurs au niveau des insertions costales du diaphragme. Au début de l'accès la malade sent quelques dispositions au frisson pendant deux heures ; elle a très chaud dans la soirée, et quelques sueurs se montrent pendant la nuit. Les matinées seraient assez bonnes sans une fatigue extrême qui l'oblige à rester au lit. Ces accidents se sont produits six jours consécutifs à la même heure.

26 juin, première dose de 15 grammes, le matin à neuf heures. Le soir même la toux est beaucoup moindre et ne commence qu'à cinq heures ; il n'y a point de frissons, mais les sueurs sont plus abondantes que les nuits précédentes.

Le 27, deuxième dose. A peine de toux, sueurs de beaucoup diminuées.

Le 28, troisième dose. Plus de toux, mais encore quelques sueurs.

Le 29, quatrième dose. L'accès manque complètement. La malade se croit guérie, et ne prend plus la poudre ordonnée. Le 3 juillet, après quatre jours de guérison apparente, récidive; mais cette fois il n'y a point de toux, il s'agit d'une fièvre intermittente quotidienne simple. L'heure est changée : c'est le matin que débute l'accès; il se compose d'une période de chaleur qui dure trois heures et qui est suivie d'une seconde période de sueurs abondantes.

4, 5, 6 juillet, un paquet de 15 grammes. La fièvre cède après la troisième dose. La malade cesse encore le médicament. Après trois jours de répit, nouvelle récidive.

10 juillet. La malade prend deux paquets de 15 grammes, à quelques heures l'un de l'autre. L'accès manque le soir même. Après un jour d'intervalle, nou-

velle dose de 15 grammes, et enfin dernière dose le 14 juillet. Cette fois la guérison est définitive.

Obs. V. *Fièvre intermittente tierce ; quatre doses employées ; cessation de la fièvre après la deuxième. Existence antérieure d'une fièvre tierce qui avait résisté pendant quatre mois au sulfate de quinine.*

M. M..., cafetier.

Depuis le milieu d'avril le malade ressentait de fréquents malaises; tantôt il avait froid, tantôt il avait chaud, et alors le sang lui montait à la tête; les digestions étaient lentes, pénibles, accompagnées d'éructations. Du reste on n'observait aucune périodicité. Il prit un purgatif le 26 avril.

Le 2 mai, vers deux heures de l'après-midi, frissons violents, mal de tête excessif. Au bout d'une heure et demie chaleur brûlante avec agitation, rêves pénibles et même un peu de délire ; sueurs excessives toute la nuit, de façon à mouiller deux chemises. Le lendemain les membres étaient rompus, la bouche mauvaise, l'appétit nul. Le malade se souvint que trois fois déjà à intervalles de deux jours, il avait éprouvé les mêmes accidents, mais moins intenses.

C'était le quatrième accès d'une fièvre tierce. Le cinquième devait se montrer le 4 mai.

3 mai, à neuf heures du matin, première dose. C'est un jour d'apyrexie, il ne se montra rien de particulier.

4 mai, deuxième dose, la fièvre manqua.

Le malade prit encore une troisième et une quatrième dose les 6 et 8 mai; il ne vit point reparaître la fièvre.

Cinq ans auparavant il avait conservé pendant quatre mois une première fièvre tierce qu'un médecin distingué avait vainement tenté de guérir avec le sulfate de quinine. L'interruption des accès durait seulement quelques jours. Il fut guéri par un pharmacien qui lui fit prendre à doses énormes du quinquina en poudre.

Obs. VI. *Fièvre intermittente quotidienne. Cessation de la fièvre après la troisième dose. Première dose au milieu de l'accès, qui est diminué de moitié.*

Mme M..., constitution vigoureuse.

Cette dame, depuis quatre ou cinq jours, se sentait mal disposée, quand le 31 juillet, à cinq heures du soir survint un frisson violent qui dura une heure. Il existait en même temps un violent mal de tête. La nuit la malade fut constamment baignée de sueur jusqu'à 6 heures du matin.

1er, 2, et 3 août nouveaux accès de fièvre survenant à la même heure, durant le même temps, mais sans frisson. Dégoût pour les aliments. Soif vive pendant la fièvre.

Le 3 août, à sept heures du soir, l'accès durait depuis deux heures ; la chaleur de la peau était brûlante ; la sueur commençait. La malade avala d'un trait 20 grammes d'os de seiche dans une tasse de tisane. Vers 10 heures le mal de tête avait disparu. A 2 heures du matin, les sueurs avaient cessé ; la malade put dormir.

Le 4, au matin, deuxième dose. Dans la soirée se montre un peu de chaleur et de moiteur à la peau.

Le 5, troisième dose. Plus de fièvre. Trois doses nouvelles furent prises à des intervalles croissant d'un jour. La guérison se maintint.

Obs. VII. *Fièvre tierce. Première dose au milieu de l'accès dont la durée est diminuée de plus de moitié.*

29 août 1864. M. L... est au troisième accès d'une fièvre tierce. Le 25 et le 27, à une heure de l'après-midi, le malade se sentit pris de frissons avec claquement de dents. Ce frisson dura une heure et s'accompagna d'une céphalalgie violente. Plus tard survint de la chaleur, et, vers 4 heures, des sueurs qui se prolongèrent très avant dans la nuit. Dans les intervalles apyrétiques, fatigue, tête pesante, bouche amère, inappétence. Face crispée, sclérotiques jaunes, langue blanche.

Aujourd'hui 29 août, la fièvre s'est montrée comme aux deux accès précédents : frissons avec mal de tête de une heure à deux, puis chaleur pénible. A quatre heures, bien que le malade soit en pleine sueur, il prend 20 grammes d'os de seiche. Deux heures après, la sueur commence à cesser; la tête devient libre. A sept heures le malade change de chemise; il n'a plus de fièvre. Il prend pendant quatre jours de suite une dose de poudre le matin.

Le 31 août, jour qui correspond au quatrième accès, l'invasion de la fièvre est avancée de deux heures. L'accès consiste en bouffées de chaleur avec moiteur de la peau. Le malade se couche à 11 heures, pour se lever à une heure de l'après-midi. Les forces reviennent avec l'appétit.

Le 2 septembre, l'accès manque totalement. Le malade prend encore trois doses; la guérison se maintient.

Obs. VIII. *Fièvre intermittente quotidienne. Première dose en plein accès; l'agitation est moindre, mais la durée de l'accès est la même et les sueurs sont augmentées. Cessation de la fièvre après la troisième dose.*

M. F..., 44 ans, journalier.

Le 2 septembre, à midi, après huit jours marqués par de la lassitude et des malaises, le malade se sent envahir les jambes par une chaleur brûlante; il ne peut se tenir debout, et se couche. La tête est pesante, peu douloureuse; il se montre quelques frissons. De quatre à huit heures la fièvre diminue, mais elle redouble alors, et la sueur se produit abondamment pendant toute la nuit.

Les jours suivants les mêmes accidents se renouvellent. De plus, à partir du 5 septembre, se montre une vive douleur au niveau de la rate et sur le trajet du nerf respiratoire externe. La respiration est très gênée. Le 7, aux phénomènes précédents, se joint un peu de toux sèche pendant la première moitié de l'accès.

9 septembre. Aujourd'hui la douleur s'est montrée très forte sur le trajet du nerf respiratoire externe, et au niveau de la rate. Ce viscère mesure 11 centimètres de hauteur. La percussion exaspère la douleur. A trois heures, au milieu de l'accès, première dose de 20 grammes. Les sueurs n'en apparaissent pas

moins à huit heures, et se montrent plus abondantes que les nuits précédentes, mais le malade est moins agité, il se trouve *moins malmené* par la fièvre. Il prend une dose quatre jours de suite.

10 septembre. Vers midi, quelques légers frissonnements de peu de durée ; la nuit, encore un peu de sueur. La douleur au niveau de la rate a conservé son intensité.

Le 11, point de fièvre dans le jour, chaleur moite pendant la nuit. La douleur a très sensiblement diminué.

Le 12, toute trace de fièvre a disparu ; l'état douloureux de la rate a cessé. Cet organe n'a plus que 6 centimètres de hauteur. Le malade a déjà pris quatre doses. Il en prend trois autres à intervalles croissant d'un jour. La guérison est parfaite.

Obs. IX. *Fièvre intermittente quotidienne ; guérison commencée avec l'os de seiche et achevée avec le sulfate de quinine.*

Mme B... est accoutumée depuis quelques années à se voir atteinte de fièvre intermittente une ou deux fois l'an. On l'a toujours guérie avec le sulfate de quinine.

Le 2 mai 1864, elle est au cinquième accès d'une fièvre intermittente quotidienne qui débute chaque soir vers quatre heures, et met douze heures environ à parcourir ses trois stades. Le frisson est surtout très violent, les sueurs sont abondantes. La malade prend 18 grammes d'os de seiche à neuf heures du matin. L'accès est retardé d'une heure et cesse deux heures plus tôt. Le frisson est moins intense.

Les deux jours suivants, nouvelle dose de 18 grammes. La fièvre décroît chaque jour. Le 4 mai, le frisson ne se fait pas sentir, mais la chaleur et les sueurs se montrent encore avec assez d'intensité pendant cinq heures.

Pour comparer l'action des deux médicaments, on remplace l'os de seiche par le sulfate de quinine à la dose de 65 centigrammes. Du 5 au 8 mai inclusivement la malade prend une de ces doses chaque jour. Le 5 mai la chaleur et les sueurs se montrent pendant trois heures. La fièvre se manifeste encore un peu le 6 et le 7 ; le 8 elle disparaît définitivement. On administre encore deux doses de sulfate de quinine le 10 et le 14.

Dans ce cas la guérison, très avancée par l'os de seiche, fut achevée par le sulfate de quinine. Celui-ci a continué l'action du premier médicament, sans différences d'effets.

Obs. X. *Fièvre intermittente quotidienne très intense. Guérison commencée par l'os de seiche, achevée par le sulfate de quinine.*

N... V..., 16 ans. Après quelques jours d'un état de malaise mal défini, ce jeune homme est atteint, le 4 mai, à onze heures du matin, d'un frisson très intense avec sensation de froid vif. La tête devient pesante et douloureuse ; le malade s'endort d'un sommeil agité et interrompu. Il parle tout haut ; il est réveillé en sursaut par des cauchemars, et met quelque temps pour reprendre le cours de ses idées. De une à trois heures le malade a très chaud, mais il est calme. Vers trois heures les sueurs se montrent et se prolongent jusque vers minuit.

5 et 6 mai, même série de phénomènes.

Le 7, à deux heures de l'après-midi, entre le frisson et le stade de sueur, le malade prend pour la première fois 15 grammes de poudre d'os de seiche. Les sueurs cessent deux heures plus tôt.

Même dose le 8 et le 9 mai. Ce dernier jour la fièvre commence à une heure seulement sans frisson. L'accès est terminé à quatre heures.

L'os de seiche est remplacé par le sulfate de quinine, pour continuer son action. 10 mai, encore un peu de chaleur et de moiteur dans la journée; puis la fièvre ne reparaît plus. Le malade a pris du sulfate de quinine le 10, le 12 et le 15.

Ici encore l'action des deux médicaments s'ajoute sans se contrarier en rien.

OBS. XI. *Fièvre intermittente quotidienne avec palpitations périodiques. Récidive après un traitement incomplet par le sulfate de quinine. Guérison après l'emploi de l'os de seiche.*

Mme C..., enceinte de sept mois, est tourmentée depuis six ou sept jours de palpitations très violentes qui la font beaucoup souffrir et la fatiguent extrêmement. Ces palpitations ne se montrent que deux heures chaque jour environ. Les premiers jours elles ont commencé à huit heures, plus tard à sept heures, maintenant à six heures. Avant et pendant ces palpitations la malade éprouve de temps en temps des frissonnements ; elle a froid. Les palpitations se calment lorsque la malade commence à se réchauffer. Il survient ensuite une chaleur désagréable, suivie pendant la nuit d'un peu de sueurs. Dans l'intervalle des accès, fatigue, inappétence.

Pendant trois jours de suite, le 15, le 16 et le 17 mai, la malade prend 15 grammes d'os de seiche. Dès le premier jour les palpitations sont beaucoup moins intenses, ainsi que le frisson, mais les sueurs ont augmenté.

Le 16, les palpitations se font sentir seulement pendant quelques minutes; il n'y a pas de frisson, mais les sueurs sont encore abondantes.

Le 17, le 18 et le 19, la malade prend 65 centigrammes de sulfate de quinine en pilules, pour éviter d'avaler une si grande quantité de poudre. Le 17, la fièvre se montre pendant une heure seulement ; le 18, la malade éprouve seulement quelques bouffées de chaleur ; le 19, rien.

La malade cesse tout traitement, et trois jours après, le 22, la fièvre reparaît avec intensité, mais sans palpitations.

Nous insistons sur l'emploi de l'os de seiche. Trois jours de suite la malade en prend 15 grammes. Dès la seconde dose, l'accès manque, et la fièvre ne reparaît plus. Deux nouvelles doses sont encore administrées.

Cette observation prouve qu'on peut indifféremment guérir par le sulfate de quinine ou par l'os de seiche.

— 22 —

Obs. XII. *Fièvre larvée quotidienne ; névralgie faciale à gauche, brusquement interrompue après une seule dose prise deux heures avant l'accès. Au bout de sept jours retour de la douleur sans périodicité : l'os de seiche reste inactif.*

28 février 1864. Mme R..., lingère. Depuis un an cette femme a été deux fois atteinte d'une névralgie faciale à gauche, revenant chaque jour à la même heure. Le sulfate et le valérianate de quinine n'ont amené que des améliorations momentanées. A chaque fois ces douleurs durèrent environ trois mois.

Depuis une quinzaine cette névralgie périodique a reparu. Les douleurs occupent la moitié gauche de la face, qui est rouge et gonflée. Il existe des élancements en arrière de l'œil et sur la joue. Les douleurs névralgiques commencent à cinq heures du soir, augmentent jusqu'à minuit au point de devenir intolérables ; puis elles diminuent peu à peu, et la malade s'endort au matin. Dans la matinée il existe une sorte d'engourdissement douloureux qui persiste jusqu'au retour de l'accès.

Le 28 février, à deux heures de l'après-midi, trois heures avant le retour de la névralgie, la malade prend en une seule fois 12 grammes 50 centigrammes d'os de seiche en poudre. Une heure après, l'engourdissement douloureux a diminué ; il a complètement disparu à quatre heures, et l'accès manque. C'était au début de nos expériences ; on ne fit pas continuer l'usage du médicament.

Sept jours après la douleur reparaît, mais, chose bizarre, elle se montre irrégulièrement, sans périodicité. Deux nouvelles doses sont administrées en vain.

Deux mois après, cette femme nous apprend que sa névralgie reparaît de temps en temps sans heures ni périodes fixes.

Obs. XIII. *Fièvre larvée quotidienne ; névralgie occupant toute la moitié gauche de la tête. Exaspération après la première dose ; cessation définitive après la deuxième.*

M. X..., commis-voyageur, vient d'éprouver quatre jours de suite de très violentes douleurs occupant toute la moitié gauche de la tête, avec summum d'intensité au niveau du sourcil. Ces douleurs se montrèrent tout-à-coup à huit heures du soir, et se prolongèrent jusqu'au matin. Il prit le lendemain matin 12 grammes 50 centigrammes d'os de seiche. Le soir la névralgie apparut plus intense que les jours précédents. Le surlendemain le malade prit néanmoins une nouvelle dose du médicament, et le soir l'accès ne parut point. La guérison fut définitive, bien que l'usage de l'os de seiche n'ait point été continué.

Obs. XIV. *Fièvre larvée, névralgie quotidienne au troisième accès. Une dose ; guérison définitive.*

Vers la fin de mai 1864, Mme D... fut atteinte d'une névralgie périodique occupant toute la moitié droite de la tête, avec summum d'intensité dans les dents. La douleur se montrait à dix heures du soir, accompagnée de quelques frissons ; pas de sueurs. Dix heures avant l'apparition du premier accès, cette dame prit en une seule fois 15 grammes d'os de seiche. Le soir même l'accès manqua, et la névralgie fut définitivement guérie, bien que l'administration du médicament n'ait point été renouvelée.

Déjà, depuis plusieurs années, la malade, vers la même époque, était atteinte d'accidents de même nature. A chaque fois le sulfate de quinine avait été employé avec succès.

Obs. XV. Fièvre larvée, névralgie quotidienne ; cessation des accès après la deuxième dose.

S..., tisserand, 26 ans. — A quatre reprises différentes ce malade a été atteint d'une névralgie orbitaire très-intense. Ces attaques se sont montrées à intervalles éloignés, à 12, 16, 21 et 24 ans. Les deux premières fois, la maladie disparut sans traitement au bout de six semaines. La troisième fois, un traitement par le sulfate de quinine fut commencé vers le sixième ou septième accès ; la guérison eut lieu au bout de dix jours. La quatrième fois, la même médication mit quinze jours à faire disparaître les douleurs.

Le 20 mars 1864, la maladie se montre pour la cinquième fois, et augmente chaque jour d'intensité. Le 26, la douleur occupe tout l'orbite ; elle est surtout intense en arrière de l'œil, où le malade accuse une sensation d'arrachement, et s'étend en rayonnant sur le front. La conjonctive et les paupières sont injectées, l'œil larmoyant. La pression sur les nerfs sus-orbitaires exaspère la douleur. Comme dans les attaques précédentes, la névralgie se montre à sept heures du matin, et se prolonge jusqu'à midi avec exacerbation croissante pendant la première moitié de sa durée. Ce jour même, vers deux heures du soir, le malade prend 15 grammes d'os de seiche dans un verre d'eau.

Le lendemain 27, la névralgie est sensiblement amoindrie. Le 28, la douleur est insignifiante ; seconde dose du remède.

Le 29, le malade n'éprouve qu'un engourdissement douloureux qui se montre encore le lendemain.

Le 30 l'accès manque complétement, et la guérison est définitive, bien que le malade n'ait pris que deux doses de poudre.

Propriétés fébrifuges de l'Ecaille d'Huître.

Si nous avons étonné nos lecteurs en leur annonçant l'action anti-périodique de l'os de seiche, nous les étonnerons bien plus encore en leur disant que la poudre d'écailles d'huître jouit de propriétés analogues. C'est l'analogie de composition et d'origine de ces deux substances qui nous a fait songer à l'analogie de leur action. Nous n'avons fait que deux expériences : nous avons eu deux succès. Peut-être même trouvera-t-on des propriétés semblables dans un grand nombre de substances de même origine?

Pour réduire les coquilles en poudre, il faut d'abord les broyer grossièrement, puis les faire bien sécher, soit au soleil, soit dans une étuve à une douce chaleur pour ne pas décomposer la matière organique. Cette dessication opérée, on pulvérise et l'on passe au tamis.

De nos deux expériences nous concluons avec toutes réserves que 30 grammes de cette poudre agissent comme 20 grammes d'os de seiche ou 65 centigrammes de sulfate de quinine. C'est la dose pour adultes.

Obs. XVI. *Fièvre intermittente quotidienne ; guérison commencée avec le sulfate de quinine, et achevée au moyen de la poudre d'écailles d'huître.*

M. P..., 40 ans, peintre en bâtiments. — Depuis le 25 août 1864, ce malade est tourmenté par une fièvre vive accompagnée d'un mal de tête tellement violent que les moindres secousses produisent des élancements douloureux dans le crâne; la nuit, il sue abondamment. C'est vers midi que la douleur de tête est le plus intense ; mais la périodicité est mal prononcée. Cet état continue les jours suivants. Le 1er mai, un éméto-cathartique produit des vomissements abondants et seulement deux selles; la journée est meilleure. Les deux jours suivants, la matinée est assez bonne; mais, vers midi, la céphalalgie se montre avec plus d'intensité que jamais, en même temps que de violents frissons. La nuit, le malade mouille trois chemises.

Le 4 mai on administre 0 gr. 65 centigrammes de sulfate de quinine. Le mal de tête apparaît seulement à une heure sans frisson ; les sueurs ont diminué.

Même médication le 5 et le 6 mai. La fièvre continue à décroître ; mais la céphalalgie se fait encore sentir dans la soirée, et les sueurs se montrent pendant toute la nuit.

Le 7 et le 8 mai, le malade prend 15 grammes de poudre d'écailles d'huître. Chaque dose produit un peu d'amélioration.

Le 9, deux doses de la même poudre sont données à quelques heures d'intervalle. La fièvre est dès-lors supprimée et ne reparaît plus.

On administre encore trois nouvelles doses de poudre d'écailles d'huître, ce qui fait sept en tout.

OBS. XVII. *Fièvre intermittente quotidienne, guérie au moyen de la poudre d'écailles d'huître.*

Mlle M..., 15 ans ; état chloro-anémique. — Depuis une quinzaine de jours, cette jeune fille est prise le soir, vers cinq heures, de frissons qui durent pendant deux heures et se montrent sous forme de petits tressaillements avec sensation générale de froid. Puis la chaleur vient ; la peau est brûlante pendant toute la nuit, et se couvre d'un peu de sueur. Dans la journée, fatigue dans les jambes, défaut d'appétit. Les yeux sont cernés, les traits tirés. La fièvre se montre plus intense un jour que l'autre ; la plus grande intensité correspond aux jours pairs.

Le 6 mai 1864, la malade prend 12 grammes de poudre d'écailles d'huître, et continue quatre jours de suite. Après la première dose, l'invasion de l'accès est retardée d'une heure ; mais la fièvre est peu diminuée.

Le 7, point de frisson ; l'accès est retardé de quatre heures. La chaleur et les sueurs sont insignifiantes.

Le 8, jour de redoublement, un peu de frisson ; sueurs pendant la nuit.

Deux doses sont administrées le 9 à une heure d'intervalle. Cette quantité considérable de poudre (24 grammes) chez un enfant de 15 ans, n'amène aucune indisposition. L'accès manque complètement.

Le 10, aucun accident, bien que la malade ne prenne point de poudre d'écailles d'huître.

Le 11, dernière dose du remède. La guérison est établie définitivement.

RÉSUMÉ. — CONCLUSIONS.

Les pauvres des contrées marécageuses manquent d'un remède qui soit à leur portée.

1° Le quinquina et le sulfate de quinine coûtent trop cher.

2° L'arsenic est très-difficile, dangereux même à employer sans la surveillance continuelle du médecin.

L'os de seiche guérit bien les fièvres intermittentes et larvées. Il ne coûte presque rien ; il est d'une innocuité absolue à toutes doses.

Il s'emploie en poudre par doses de 20 grammes chez l'adulte (environ une forte cuillerée à bouche); chez les enfants par doses de moitié moins fortes. Pour une fièvre d'intensité moyenne, il faut 6 à 7 doses.

Chaque dose doit être administrée de 4 à 8 heures avant le début de l'accès.

Quelque soit le type de la fièvre, le malade prendra chaque jour une dose jusqu'à ce qu'un accès vienne à manquer *complétement* ; il prendra ensuite autant de doses au moins, qu'il en a pris déjà, en laissant un jour d'intervalle, puis deux, puis trois, etc.

Le remède doit être administré à une heure de distance des repas, soit avant, soit après. Comme véhicule on peut employer l'eau, le vin, le café, la tisane, la panade, etc.

Chaque dose peut être prise en une ou plusieurs fois, mais dans l'espace d'une heure.

Pour toute préparation, il faut pulvériser l'os d'une façon quelconque, et, si l'on veut, tamiser.

Qu'il nous soit permis de terminer par un dernier appel aux expérimentateurs. Nous espérons que par amour pour l'humanité et pour la science et au besoin par curiosité, beaucoup de nos confrères, et même de personnes étrangères à la médecine, voudront contrôler des faits aussi inattendus. Nous les en prions avec instance, et nous leur demandons de vouloir bien nous communiquer leurs résultats, quels qu'ils soient.

D'ailleurs tout n'est pas fait, et, après notre modeste travail, il y a place encore pour des recherches originales.

1° Toutes les coquilles marines, et en général toutes les substances qui, par leur origine et leur composition, sont analogues à l'os de seiche et à l'écaille d'huître, jouissent-elles, comme ces dernières, de propriétés anti-périodiques ?

2° Peut-on isoler la matière organique de l'os de seiche et celle de l'écaille d'huître sans détruire leurs propriétés ?

Nous travaillons à résoudre ces deux questions, et nous en ferons l'objet d'un nouveau mémoire.